Peter Carl Simons

La Thérapie Vasculaire Physique – Est-ce La prochaine Génération de la Médecine ?

La Microcirculation du Sang – Tout ce Dont Tout Le Monde Devrait Savoir

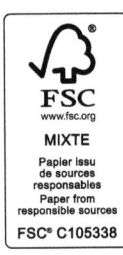

Les Produits Bemer sont faits par Bemer International AG à Triesen

© 2017, Peter Carl Simons

Tous droits réservés

Edition : BoD - Books on Demand

12/14 rond-point des Champs Elysées

75008 Paris

Imprimé par BoD – Books on Demand, Norderstedt

ISBN : 978-2-3221-3890-6

Dépôt légal : 03/2017

Introduction

En achetant ce livre, vous accepter entièrement cette clause de non-responsabilité.

Aucun conseil

Le livre contient des informations. Les informations ne sont pas des conseils et ne devraient pas être traités comme tels.

Si vous pensez que vous souffrez de n'importe quel problème médicaux vous devriez demander un avis médical. Vous ne devriez jamais tarder à demander un avis médical, ne pas tenir compte d'avis médicaux, ou arrêter un traitement médical à cause des informations de ce livre.

Pas de représentations ou de garanties

Dans la mesure maximale permise par la loi applicable et sous réserve de l'article ci-dessous, nous avons enlevé toutes représentations, entreprises et garanties en relation avec ce livre.

Sans préjudice de la généralité du paragraphe précédent, nous ne nous engageons pas et nous ne garantissons pas :

• Que l'information du livre est correcte, précise, complète ou non-trompeuse ;

• Que l'utilisation des conseils du livre mènera à un résultat quelconque.

Limitations et exclusions de responsabilité

Les limitations et exclusions de responsabilité exposés dans cette section et autre part dans cette clause de non-responsabilité : sont soumis à l'article 6 ci-dessous ; et de gouverner tous les passifs découlant de cette clause ou en relation avec le livre, notamment des responsabilités découlant du contrat, en responsabilités civiles (y compris la négligence) et en cas de violation d'une obligation légale.

Nous ne serons pas responsables envers vous de toute perte découlant d'un événement ou d'événements hors de notre contrôle raisonnable.

Nous ne serons pas responsable envers vous de toutes pertes d'argent, y compris, sans limitation de perte ou de dommages de profits, de revenus, d'utilisation, de production, d'économies prévues, d'affaires, de contrats, d'opportunités commerciales ou de bonne volonté.

Nous ne serons responsables d'aucune perte ou de corruption de données, de base de données ou de logiciel.

Nous ne serons responsables d'aucune perte spéciale, indirecte ou conséquente ou de dommages.

Exceptions

Rien dans cette clause de non-responsabilité doit : limiter ou exclure notre responsabilité pour la mort ou des blessures résultant de la négligence ; limiter ou exclure notre responsabilité pour fraude ou représentations frauduleuses ; limiter l'un de nos passifs d'une façon qui ne soit pas autorisée par la loi applicable ; ou d'exclure l'un de nos passifs, qui ne peuvent être exclus en vertu du droit applicable.

Dissociabilité

Si une section de cette cause de non-responsabilité est déclarée comme étant illégal ou inacceptable par un tribunal ou autre autorité compétente, les autres sections de cette clause demeureront en vigueur.

Si tout contenu illégal et / ou inapplicable serait licite ou exécutoire si une partie d'entre elles seraient supprimées, cette partie sera réputée à être supprimée et le reste de la section restera en vigueur.

La microcirculation 11

    Les Artérioles 14

    Les capillaires 15

    Les Veinules 15

    D'autres vaisseaux 16

Les secteurs de la microcirculation............................ 19

    Secteur pré-capillaire.................................... 19

    Le secteur capillaire 20

    Le secteur post-capillaire............................. 21

    La régulation de la microcirculation 21

    Le processus d'échange Microcirculatoire 26

La régulation de l'échange capillaire 29

    Diffusion.. 29

    Surface 30

    La pression artérielle 31

Les processus de la microcirculation du sang............ 32

    Diffusion.. 32

    Transcytose.. 38

La microcirculation du sang - Ce que tout le monde devrait savoir 40

Le signal Bemer 41

La vasomotricité 42

La Perfusion Sanguine Microcirculatoire 46

Le retour veineux 47

L'utilisation de l'oxygène..49

L'avenir des soins de santé 52

L'hypertension et la microcirculation 54

La pression dans la circulation sanguine..................59

L'hypertension et la pression hydrostatique 60

Comment l'Hypertension est provoquée et les anomalies de la microcirculation 61

Le système de la microcirculation et comment elle augmente l'Hypertension 65

La microcirculation et la prévention des dommages aux organes-cibles..68

Le traitement de l'hypertension dans le système Microcirculatoire...74

Béta-bloquants (β-bloquants)...................................74

Diurétiques...76

Alpha-Bloquants (α-bloquants)................................76

Inhibiteur de L'ECA..77

Les antagonistes calciques 78

 Thérapie combinée 78
Le Groupe Bemer 80
 Les produits du Groupe Bemer 81
 Le BEMER Pro Set 82
 Le BEMER Classic Set 85
Conclusion 86

La microcirculation

Le corps humain s'appuie fortement sur le sang et d'autres liquides qui circulent dans les vaisseaux sanguins. Des veines aux artères et leurs plus petites versions, le corps a beaucoup de vaisseaux transportant des nutriments aux organes et éliminant des déchets issus des mêmes organes. Alors que les plus grands vaisseaux dans le corps peuvent être facilement traités à l'aide de chirurgies simples, les très petits capillaires, veinules et artérioles, ne peuvent pas être opérés avec l'équipement physique. Pour cette raison, de grandes entreprises comme le Bemer Group ont investi grandement dans les aspects de leur traitement pour aider les personnes ayant des problèmes à l'échelon microscopique de leur circulation sanguine. Pour la plupart, leur recherche les a amenés à la science de la thérapie vasculaire physique. Cette science a développé au fil du temps et est devenue un aspect traditionnel du traitement médical d'aujourd'hui. L'objectif de ce traitement est de permettre d'effectuer le diagnostic et le traitement des problèmes du système circulatoire qui ne peuvent pas être résolus d'une autre manière. Pour ce cas, nous nous concentrerons sur la technologie de la thérapie vasculaire physique fournie par Bemer qui est le leader dans ce domaine. Mais, tout d'abord, nous allons plonger dans la définition de la microcirculation et comment la thérapie vasculaire physique la promeut pour avoir une meilleure circulation dans le reste du corps.

La microcirculation du sang a été définie de plusieurs manières bien que l'accord commun est que c'est la circulation du sang dans les plus petits vaisseaux sanguins du corps. Ces vaisseaux sanguins se trouvent dans la partie du corps appelée le système vasculaire qui est intégré dans les tissus du corps.

Ça peut porter à la confusion lorsque l'on entend de la microcirculation et macrocirculation. Comme indiqué précédemment, la microcirculation est utilisée en référence à la circulation du sang dans les organes et dans les petits vaisseaux sanguins. D'autre part, la macrocirculation se produit entre les organes, les veines nous voyons sur nos mains font partie de la macrocirculation. Vous ne pouvez pas voir à l'œil nu la microcirculation étant donné qu'elle est composée de capillaires, artérioles, et veinules qui sont trop petits pour voir avec les yeux. Ces petits vaisseaux travaillent en drainant le sang capillaire des principaux vaisseaux et les organes du corps. Lors de la visualisation de la façon dont le processus de la microcirculation fonctionne, on peut voir que le sang s'écoule du cœur aux artères vers les organes. En atteignant les organes, les artères se ramifient dans les artérioles qui sont plus petits que les artères eux-mêmes. Les artérioles se divisent de plus dans les capillaires qui sont les plus petits des vaisseaux sanguins. C'est à travers les parois des capillaires que les choses sont échangées entre le sang et les organes du corps. Après l'échange, le sang s'écoule des capillaires qui se combinent pour former les veinules. Les veinules se combinent de plus pour former les veines qui prennent le sang vers le cœur et les poumons pour la purification et le pompage.

Les Artérioles

Les artérioles sont les branches des artères qui transportent le sang vers les organes. Lorsque les artères atteignent les organes et les tissus du corps, ils se divisent pour créer les artérioles. Ces vaisseaux sanguins sont innervés ce qui signifie qu'ils sont fournis avec les nerfs tout autour. Les vaisseaux sont également entourés par des cellules musculaires lisses. Les artérioles transportent le sang des artères aux capillaires qui sont encore plus petits que les artérioles. Leur diamètre est entre 10 et 100 µm.

Les capillaires

Les capillaires sont des branches des artérioles. Ils n'ont pas de cellules musculaires lisses autour d'eux, contrairement aux artérioles. Ils manquent aussi de nerfs autour d'eux ce qui fait qu'ils n'ont pas donc de clos à l'intérieur. Leur diamètre varie de 0.5 à 8 µm. En raison de l'absence de cellules musculaires lisses et nerfs, les capillaires ont des parois plus minces que n'importe quel autre vaisseau sanguin dans le corps. Ainsi, ils permettent le mouvement facile des matériaux d'eux vers le reste des tissus du corps ou du tissu au flux sanguin.

Les Veinules

Des trois petits vaisseaux sanguins, les veinules sont les plus grands. Leur diamètre varie de 10 à 200 µm. Bien qu'ils ont encore les muscles lisses autour d'eux, ils sont moins nombreux que trouvés dans les artérioles. Des capillaires, le sang s'écoule hors des veinules qui se combinent pour former les veines qui sont visibles à l'œil nu.

D'autres vaisseaux

En dehors des artérioles, veinules et capillaires, il y a des vaisseaux du corps qui sont également impliqués dans le processus de la microcirculation tels que les capillaires lymphatiques et tubes collecteurs.

Le focus de la microcirculation est de transporter de l'oxygène et des nutriments vers les tissus de l'organisme tout en enlevant les déchets comme le dioxyde de carbone. Étant donné que le processus de la microcirculation régule la circulation du sang et de la perfusion des tissus, il a un effet direct sur la pression du sang dans le corps. Les cellules péricytes sont responsables de la régulation de la pression du sang au niveau de la microcirculation, puisqu'elles peuvent développer et réduire ainsi la variation de la taille du diamètre des artérioles. De cette façon, la pression du sang circulant dans les tissus est déterminée dans les artérioles alors qu'il entre dans les tissus. Le processus de réponse à l'inflammation avec des résultats tels que l'œdème et l'enflure est semblable à celui-ci dans tous les aspects.

Un coup d'œil sur les vaisseaux qui effectuent des activités de microcirculation révèle une structure qui se compose de cellules endothéliales qui ont une structure aplatie. La plupart des cellules endothéliales sont entourées de cellules péricytes qui ont des propriétés contractiles. La structure de l'endothélium en fait le meilleur pour l'écoulement du sang dans les tissus et les vaisseaux du corps. Un autre avantage c'est qu'il permet l'accès facile et le rapide mouvement de l'eau et de minéraux dissous à partir du sang trouvé dans le plasma et les tissus interstitiels du corps. L'endothélium a également la tâche de produire les molécules qui agissent en empêchant la coagulation du sang dans les tissus. Si le sang est coagulé dans ces petits vaisseaux, il serait facile de prévenir l'écoulement du sang dans l'ensemble des tissus. Ces molécules arrêtent leur travail au moment où elles sentent une fuite de sang. Elles permettent la coagulation car cela permettra de préserver la vie de l'organisme.

Les secteurs de la microcirculation

Le sang au niveau de la microcirculation sanguine fonctionne par étapes qui sont appelées secteurs. Il y a trois secteurs de la microcirculation, du secteur pré-capillaire (résistif), le secteur capillaire (échange), et le secteur post-capillaire (capacitif).

Secteur pré-capillaire

Avant que le sang aille dans les veinules et capillaires, l'artériole et le sphincter pré-capillaire prêtés par la régulation la pression et la circulation globale du sang. En raison de la présence des muscles lisses qui sont intégrés dans les parois des veinules et artérioles, ils sont capables de se contracter et se détendre pour augmenter et diminuer la pression du sang, respectivement.

Le secteur capillaire

C'est le plus vital des trois secteurs. Ce secteur comprend le sang qui circule dans les capillaires. Ce flux de sang permet l'échange de substances telles que les gaz, les minéraux dissous, et d'autres qui font la navette entre le liquide interstitiel dans les tissus du corps et la circulation sanguine. Les substances qui passent de la circulation sanguine au liquide interstitiel sont principalement des nutriments et l'oxygène tandis que les substances qui passent des parois capillaires sont les déchets comme le dioxyde de carbone. Ces échanges se produisent à travers les parois capillaires à l'aide de certains processus que nous allons discuter plus tard.

Le secteur post-capillaire

L'échange de substances ne se termine pas avec le secteur capillaire. Dans le secteur post-capillaire, il y a toujours un mouvement de substances à travers les parois des vaisseaux sanguins aussi à une plus petite échelle que dans le secteur capillaire. Les vaisseaux sanguins impliqués sont appelés les veinules post-capillaires et sont composés d'une couche de cellules endothéliales. Après le dernier échange de substances, le sang quitte l'organe vers les veines.

La régulation de la microcirculation

Ce processus de la microcirculation, bien qu'il se produise à un niveau microscopique du corps, il requiert un haut niveau de réglementation pour garder l'ensemble du corps à fonctionner comme conçu. Cela est dû au fait que ce niveau de circulation détermine ce qui se passe dans le sang contenu dans le reste du corps. Le premier processus impliqué à ce niveau de la circulation sanguine est la perfusion tissulaire. La contraction et le relâchement des parois des artérioles servent de mécanisme de contrôle pour la circulation du sang à travers les capillaires. Le diamètre vasculaire et la tonicité des vaisseaux sanguins sont déterminés par la contraction et le relâchement des parois des artérioles. Ces contractions et relâchements sont en réponse aux divers types de stimuli qui activent les muscles lisses vasculaires. Un exemple serait lorsqu'il y a distension des vaisseaux sanguins. Dans ce cas, le niveau de la pression artérielle dans le sang circulant dans les tissus serait accru. Cet aspect sert comme stimuli pour les muscles de la paroi artérielle. Afin de maintenir la pression à l'intérieur des paramètres normaux, les muscles de la paroi artérielle se contractent et gardent ainsi la pression artérielle dans les paramètres normaux. Si l'inverse se produit, il y a une autre étape qui va être observée. Si les vaisseaux sanguins dans le corps se contractent et augmentent le niveau de pression dans le corps, les muscles de la paroi artériolaire répondent en se relâchant et en permettant à plus de sang de couler dans le tissu. La quantité de sang admise est juste à l'intérieur des paramètres de la norme. Cet aspect assure que la pression artérielle dans les tissus du corps reste à un niveau constant, même si la pression dans le reste du corps est en fluctuation des limites de sécurité. La pression artérielle dans les tissus doit rester dans cette limite donnée car ce niveau de pression est le meilleur pour l'échange de matériel entre les tissus et le sang. Trop de pression et l'échange n'aura pas lieu et avec une pression trop basse l'échange également n'aura pas lieu étant donné qu'il n'y aurait pas de différence dans la concentration de substances entre le liquide cellulaire et le sang.

La microcirculation est également contrôlée par le système nerveux du corps. La première partie du système nerveux qui contrôle le système de la microcirculation est le système nerveux sympathique. Il fonctionne en activant les plus petits terminaux et les artérioles. En outre, le système nerveux relâche certains composés qui rendent possible de réglementer le système de la microcirculation de plus. Ils comprennent les neuropeptides, les neurotransmetteurs, et les hormones comme la catécholamine, l'angiotensine, la vasopressine, le peptide natriurétique atrial, la noradrénaline, l'adrénaline et beaucoup d'autres. Ces hormones auront une incidence différente sur le système de la microcirculation et en conformité avec les conditions existantes. Cependant, leurs effets peuvent être précisés pour mettre en valeur deux principaux scénarios, la vasoconstriction et la vasodilatation. Ils ont également des effets sur les récepteurs alpha et bêta-adrénergiques.

En fait, c'est un processus complexe lorsque l'on regarde l'ensemble de la fonction des artérioles et les autres petits vaisseaux du corps. Leur travail est largement déterminé par la présence et l'absence de stimuli métaboliques qui sont générés ou sécrétés par les diverses parties du corps. Pour les effets vasodilatateurs des artérioles, le niveau du processus catabolique dans les tissus doit être considérablement élevé pour le déclenchement de la vasodilatation. Le niveau du métabolisme détermine le niveau de produits cataboliques dans les tissus. Plus le niveau métabolisme est élevé, plus les produits cataboliques. Par la vasodilatation, l'endothélium peut avoir le contrôle sur la tonicité des cellules musculaires et la circulation du sang dans les artérioles. Par ailleurs, l'endothélium peut circuler, activer et désactiver les substances présentes dans le plasma comme les hormones. L'endothélium contrôle le diamètre des vaisseaux sanguins dans les tissus grâce à la sécrétion de nombreuses substances qui finissent par agir comme vasoconstricteurs et vasodilatateurs. Ce que l'on peut tirer de ceci est que toutes les voies dans les vaisseaux sanguins situées dans les tissus du corps sont à la suite des réponses du corps aux conditions prévalantes dans le corps.

Le processus d'échange Microcirculatoire

Ce processus d'échange microcirculatoire, populairement appelé le processus d'échange capillaire, est le processus d'échange de substances à travers les parois capillaires du corps. Étant donné que les capillaires sont d'abord la ramification des artères pour former des artérioles puis une nouvelle ramification pour les former, ils sont les plus élevés en nombre et aussi les plus petits en taille. Ce nombre élevé et petite taille est destiné à couvrir la plus grande partie du tissu que possible. Leurs nombres élevés et petites tailles sont également pour mettre de l'accent sur la réduction de la distance que la diffusion des substances à travers leurs parois dans et hors des tissus du corps couvriraient pour rendre les tissus sains. Ils ont des parois très minces qui n'ont pas de muscles ou des nerfs car cela augmentera l'épaisseur de leurs parois. Cette finesse est destinée à augmenter la surface sur laquelle l'échange entre le sang et les tissus se produit. En outre, les parois minces permettent de réduire considérablement la distance parcourue par les substances qui entrent et sortent de la circulation sanguine et les tissus. À un moment donné d'une personne, 7 pour cent du total du sang dans le corps est contenu dans les capillaires. C'est là que l'échange de matériel entre le liquide interstitiel et le sang se passe. Le nom d'échange capillaire est donné à ce processus d'échange qui se produit entre le sang et le liquide interstitiel.

L'échange capillaire a lieu dans trois procédés principaux, à savoir, la diffusion, le flux de masse et la transcytose (transport vésiculaire). L'échange dans les solides, liquides et même les gaz entre le sang et le liquide interstitiel implique les veinules post-capillaires, veinules de recueillement et veinules capillaires. Toutes les activités de la procédure d'échange capillaire ont lieu ici mais pour les protéines plasmatiques. Les protéines plasmatiques, étant trop grand, ne peuvent pas traverser les parois. Après le premier passage du sang dans les capillaires qui ne parvient pas à absorber les grosses particules comme les protéines plasmatiques, il y a un second passage dans lequel le mouvement cinétique des molécules est utilisé pour les absorber dans le liquide interstitiel dans les tissus.

La régulation de l'échange capillaire

Il existe de nombreux mécanismes impliqués dans le processus de la régulation de la microcirculation. Tous ces mécanismes fonctionnent côte à côte et permettent l'échange rapide, efficace et complet de matériels.

Diffusion

Étant donné que le taux de diffusion est inversement proportionnel à la distance entre les cellules et les capillaires, le taux de diffusion est fortement réduit dans les tissus corporels. Pour le corps d'augmenter la vitesse de la diffusion autant que possible, le nombre de capillaires est énormément augmenté. La distance entre une cellule et un capillaire est ainsi réduite dans une grande mesure. Le processus est encore rendu plus rapide en ayant une diminution de la distance entre les cellules et le liquide dans les capillaires en ayant le diamètre des capillaires aussi petit que possible. Ainsi les substances qui seront échangées n'auront qu'une courte distance de déplacement au cours de l'échange.

Surface

En raison du grand nombre de capillaires dans le corps, la surface sur laquelle l'échange se produit est fortement augmentée donc l'échange de matériel entre le sang et le liquide interstitiel est plus rapide. Si une estimation est faite du nombre de capillaires dans le corps d'un être humain adulte, le nombre viendra à 10 à 14 millions de capillaires. Du fait de leur petite taille, ces capillaires ne contiennent qu'entre 5 et 7 points de pourcentage de la quantité du sang dans le corps.

La pression artérielle

La pression artérielle dans les capillaires est la plus faible quand la pression du reste du corps est prise en considération. Lorsque les artères se ramifient dans les artérioles, la pression baisse. Lorsque les artérioles se ramifient de plus dans les capillaires, la pression artérielle est déprimée davantage. La raison de l'hypotension est qu'elle permet la circulation des matériels entre le sang et le liquide interstitiel à un taux plus rapide et plus efficace que si le sang s'écoulait à un taux plus rapide.

Les processus de la microcirculation du sang

La microcirculation du sang permet le déroulement de trois processus principaux qui permettent l'échange de matériel entre le sang et le liquide interstitiel. Ces processus ont lieu en même temps pour permettre le mouvement rapide des matériaux entre les deux côtés des parois capillaires. Ces processus sont, la diffusion, le flux de masse et la transcytose. Les processus sont expliqués ci-dessous.

Diffusion

La quantité de matériels échangée à travers les parois capillaires par le processus de diffusion est la plus élevée par rapport aux deux autres processus. Le processus de diffusion ne fonctionne que s'il y a une différence dans le niveau de concentration entre les deux régions.

Dans ce cas, les deux régions en focus sont le sang dans les capillaires et le liquide interstitiel. Car la diffusion marche en déplaçant des substances des endroits où elles sont fortement concentrées aux régions où elles sont moins concentrées, cela permet l'échange de matériel entre le sang et le liquide interstitiel. Les substances vitales pour les cellules comme le glucose, les acides aminés, l'oxygène et d'autres sont plus concentrés dans le sang dans les parois capillaires que dans le liquide interstitiel. La diffusion va donc les obliger à se déplacer à travers les parois capillaires du débit sanguin dans le liquide interstitiel. De même, les déchets des cellules comme le dioxyde de carbone et d'autres substances sont fortement concentrés dans le liquide interstitiel par rapport aux déchets dans le débit sanguin. Grâce à la diffusion, ces substances se déplacent à travers des parois capillaires au débit sanguin où elles seront emportées des tissus du corps. La structure de l'endothélium est le principal déterminant de la perméabilité de la paroi des capillaires. Les cellules endothéliales peuvent être arrangées en trois façons différentes ce qui conduit à la classification des cellules de l'endothélium en continu, discontinu et fenêtré. La structure continue permet à la moindre quantité de substances à être échangée entre le sang et le liquide interstitiel. La structure discontinue imprègne un niveau moyen de l'échange de substances entre les deux côtés de la paroi capillaire alors que la structure fenêtrée imprègne la plus grande quantité de substances à travers les parois capillaires. En gros, plus le niveau de perméabilité de l'endothélium plus la quantité de substances qui va passer à travers les parois. Les autres forces qui se combinent avec la diffusion et dépendent de la concentration de substances entre les deux côtés des parois capillaires sont la force hydrostatique et d'osmose. Les trois forces (force de diffusion, osmose, et hydrostatique) sont appelés les forces de Starling. Elles sont documentées en se basant sur la formule de Starling.

Flux de masse

La force hydrostatique, l'osmose, et la diffusion s'appuient toutes sur la circulation des substances à travers les parois capillaires dans leur forme dissoute. Cependant, le flux en masse se concentre sur la circulation des larges substances non dissoutes à travers les parois capillaires. Ces genres de substances sont celles qui ne sont pas solubles dans les lipides et donc s'appuient sur le flux en masse et d'autres processus similaires pour fonctionner. Ce processus est également très dépendant des parois capillaires et leur structure qui, à son tour, détermine leur perméabilité. Pour une structure endothéliale serrée telle que l'endothélium continu, le niveau de perméabilité de la paroi capillaire est très réduit ce qui le rend difficile pour le flux en masse d'avoir lieu. D'autre part, si les parois capillaires sont hautement perforées comme c'est le cas dans le discontinu ou fenêtré, le niveau de perméabilité des parois capillaires est fortement augmenté ce qui rend facile le déroulement du flux en masse. Si les substances qui seront échangées ne sont pas solubles dans les lipides, la meilleure structure endothéliale serait la structure cellulaire discontinue bien que la structure fenêtrée est également bonne pour l'imprégner. Les lacunes dans la structure cellulaire discontinue permettent aux grosses particules de faire la traversée d'un côté de la paroi capillaire à l'autre. Un autre facteur qui contribue au processus du flux en masse est la différence de pression entre l'interstitium (espace interstitiel) et la circulation sanguine. Le mouvement des substances de la circulation sanguine à l'espace interstitiel serait à la suite de la pression hydrostatique sanguine (PHS) et la POS (pression osmotique du liquide interstitiel). Le processus qui assure ce fait est appelé la filtration. Lorsque les substances s'écoulent du liquide interstitiel à la circulation sanguine, elles utilisent le flux en masse. Ce processus, qui est l'opposé de la filtration, est appelé réabsorption. Pour que la réabsorption puisse avoir lieu, il doit y avoir une différence de pression entre la pression hydrostatique du liquide interstitiel (PFSI) et la pression osmotique colloïdale du sang (POCS). Étant donné qu'il y a ici des substances qui peuvent être soit filtrées ou résorbées, il doit y avoir une différence nette dans les types de pression qui sont traitées ici. La différence nette dans les forces est appelée la Pression Nette de Filtration abrégée en PNF. D'un côté de l'équation sont les pressions hydrostatiques à savoir la PHS et la PFSI. L'autre côté de l'équation a la pression osmotique à savoir la POS (pression oncotique du liquide interstitiel) et POCS. Pour la filtration, la valeur de l'équation de la nette filtration doit être d'une valeur positive. Pour la réabsorption de se produire, la valeur de la pression de la nette filtration ne doit pas être négative. Ensemble, les quatre types de pression sont connus comme les forces de Starling.

Transcytose

Le dernier des processus d'échange capillaire est dénommé la transcytose. Il est souvent appelé aussi le transport vésiculaire et prend place pour déplacer les très grandes substances à travers les cellules endothéliales dans les parois capillaires. Ce processus commence par le mouvement des substances à partir du liquide interstitiel vers la circulation sanguine. Lorsque les mêmes substances quittent le liquide interstitiel, elles le font à travers le processus de la transcytose. Les substances qui se déplacent par cette méthode sont celles qui ne peuvent pas se dissoudre dans les lipides. Elles incluent les hormones comme l'insuline qui ne se dissout pas dans les lipides et se déplace par d'autres processus comme l'osmose ou la diffusion. Pour les substances de passer d'une cellule au liquide interstitiel par le processus de transcytose, elles ont besoin d'utiliser des vésicules soit vers ou à partir des vaisseaux capillaires. Ces vésicules quittent alors les cellules et vont directement à des parties spécifiques du tissu ou se confondent avec d'autres vaisseaux sanguins afin que leurs contenus se mélangent.

La microcirculation du sang - Ce que tout le monde devrait savoir

La microcirculation du sang est un processus qui doit être assurée en des manières que d'autres méthodes conventionnelles ne peuvent pas gérer avec de bons résultats. En fait, la recherche qui va dans le processus de la microcirculation se concentre sur la façon dont les problèmes à l'échelon microscopique du corps peuvent être traités avec la même efficacité comme dans les autres parties du corps. L'entreprise leader dans ce domaine est le Bemer Group qui a mis l'accent sur les méthodes de la thérapie vasculaire physique depuis très longtemps. À l'heure actuelle, l'entreprise l'a rendu très facile de prendre soin de tous les problèmes touchant le processus de la microcirculation sanguine en sorte qu'aujourd'hui, une personne peut faire le processus de leur propre sans la nécessité d'assistance médicale d'un professionnel qualifié.

Le signal Bemer

Un problème majeur qui a été noté avec la microcirculation sanguine a été l'absence de la vasomotricité chez certains patients. Bien que de nombreuses entreprises aient essayé de faire disparaître ce problème, seul Bemer a réussi à trouver une solution qui donne des résultats. La solution est dans la forme du signal Bemer. Le signal Bemer fait partie de la Thérapie Vasculaire Physique Bemer et est l'ingrédient actif dans la thérapie. Pour le signal de travailler, il est formaté dans un champ électromagnétique de sorte qu'il peut être transporté dans la zone spécifique du corps cible. Pour les meilleurs résultats, le signal Bemer est envoyé à travers l'ensemble du corps car il est difficile de savoir la zone spécifique du corps avec des problèmes de vasomotricité. Après que le signal soit envoyé au corps, il peut être suivi comme une onde Bemer. L'Institut de la microcirculation a confirmé par des preuves empiriques que le signal Bemer a amélioré la zone de la vasomotricité.

La vasomotricité

L'accent mis sur la vasomotricité est dû au fait qu'il est le principal déterminant de l'efficacité du processus de la microcirculation. La vasomotricité fait référence à la vasoconstriction et la vasodilatation des vaisseaux sanguins du corps. Ces deux processus se produisent dans les vaisseaux juste avant les capillaires à savoir les artérioles et les vaisseaux après les capillaires appelés les veinules. Étant donné que les capillaires n'ont pas de muscles, ils n'effectuent de la vasomotricité comme ils sont centrés sur l'exécution des divers processus d'échange capillaire. Si la vasomotricité ne se déroule pas bien, le niveau de pression dans les capillaires ne sera pas la bonne pour permettre l'échange de substances entre le sang et le liquide interstitiel. Si la pression est trop élevée ou trop faible en raison de l'absence de la vasomotricité, les cellules n'auront pas la nutrition adéquate et n'auront pas une performance adéquate. D'autre part, les cellules produisent des déchets provenant de leurs différents processus et ont donc besoin d'avoir les déchets éliminer d'eux. Si les cellules n'ont pas ces déchets enlevés, elles seront empoisonnées et peuvent donc mourir. La vasomotricité adéquate assure que les cellules ont tous les éléments nutritifs dont elles ont besoin et la cellule reste en bonne santé. Si les déchets dans les cellules sont laissés pour remplir l'espace interstitiel, ils s'accumulent à un tel point qu'ils vont être un terrain fertile pour le développement d'agents pathogènes. On peut éviter un tel scénario si elles ont le bon taux de vasomotricité pour s'assurer que l'écoulement du sang est maintenu dans les limites de la pression. Bemer a été la seule entreprise capable de faire les meilleurs signaux qui améliorent le taux de la vasomotricité par leur signal Bemer. L'entreprise a fait du signal Bemer un moyen fiable de faire des améliorations dans les taux de la vasomotricité étant donné que c'est l'un des problèmes qui atteignent les personnes âgées dans la plupart des régions du monde. Le signal Bemer a subi beaucoup de tests rigoureux qui a veillé à ce que, en effet, il fonctionne comme annoncé.

La relation entre Bemer et l'Institut de la microcirculation est née du travail du médecin Klopp qui est en charge de la même institution. Il a été sur le terrain, travaillant sur les façons d'améliorer la circulation du sang au niveau de la microcirculation. Toutefois, étant donné qu'aucun diagnostic sur ce niveau de l'organisme n'a pas été possible, tous ses efforts n'ont pas été correctement récompensés jusqu'à ce qu'il se soit réuni avec les experts du Bemer Group. Bien que les experts Bemer travaillaient sur cette machine pendant un certain temps, ils n'avaient pas les preuves empiriques du fonctionnement de leurs machines. Les deux parties se sont réunies, et le résultat était le signal Bemer. L'Institut de la Microcirculation a tout l'équipement pour vérifier en temps réel les effets de tout ce qui est entré dans le corps et comment il fonctionne. De cette manière, le signal Bemer a été observé dans le corps, et il a été établi qu'il a amélioré le taux de la vasomotricité par un impressionnant pourcentage de 28 points. Les résultats ont également été repris dans des cas similaires où les individus avaient le signal Bemer introduit dans leur corps et les preuves empiriques établies. Dans cette mesure, seule l'entreprise Bemer a été en mesure d'obtenir de tels résultats. C'est la preuve que la thérapie physique vasculaire fonctionne en effet comme prévu même si seulement un petit nombre d'entreprises sont en mesure de le faire fonctionner. Bemer est une de ces entreprises.

La Perfusion Sanguine Microcirculatoire

La perfusion sanguine est la livraison de sang à l'organe ou tissu du corps spécifique. Au niveau de la microcirculation sanguine, la perfusion sanguine est à sa phase la plus délicate, caractérisée par le fait que les vaisseaux sanguins impliqués sont de très petite taille et ont des parois très minces. Pour cette raison, n'importe quoi qui se passe sur eux aura une incidence néfaste sur leur efficacité dans le processus de perfusion sanguine conduisant ainsi à la mauvaise performance des cellules. Avec la thérapie vasculaire physique, l'objectif est d'améliorer tous les processus qui ont lieu à ce niveau de circulation sans avoir à ouvrir le corps par la chirurgie et d'autres procédures. La thérapie vasculaire physique Bemer s'est avérée être la plus efficace de toutes les procédures qui marche sur le système de la microcirculation. Des tests ont prouvé que cette procédure permettra d'améliorer le taux de la perfusion sanguine par un impressionnant 29 points de pourcentage. La plupart des personnes qui avaient subi les tests ont été confirmés d'améliorer avec des pourcentages encore plus que la valeur actuelle même si c'était la moyenne. Comme les études se poursuivent, on ne peut que s'attendre à ce que les résultats soient toujours en cours d'amélioration de jour en jour.

Le retour veineux

La thérapie vasculaire physique a également été confirmée à accroître le taux de retour veineux. Le retour veineux se réfère à la quantité de sang qui remonte au cœur après qu'il a passé par d'autres organes du corps. Si le système circulatoire est efficace, la quantité de sang remontant au cœur doit être égale à la quantité qui quitte le cœur. Cependant, la plupart des personnes qui éprouvent des problèmes avec leur système circulatoire ont été trouvés d'avoir une grande disparité entre la quantité de sang qui passe dans ou hors du cœur. Lorsqu'il y a un problème avec le système de la microcirculation, beaucoup de sang sera conservé pas dans les tissus mais dans les organes du corps. Avec trop de sang dans les organes, les cellules n'auront pas suffisamment de nutriments entrant et de déchets éliminés. Cela conduira à la culture des conditions qui favorisent le développement des agents pathogènes et conduisent à des maladies. Dans la plupart des cas, avant que les problèmes dans le sang puissent être observés comme un symptôme à l'extérieur, ils auront progressé de manière significative. Pour cette raison, en tant que thérapie vasculaire physique effectuée par Bemer a été prouvé pour aider dans l'augmentation du retour veineux du sang vers le cœur. Des essais réalisés à l'Institut de la microcirculation ont prouvé qu'il améliore le taux du retour veineux par 32 points de pourcentage. Cette valeur est très impressionnante et est la plus élevée jamais atteinte par toute méthode utilisée pour améliorer la microcirculation.

L'utilisation de l'oxygène

L'utilisation de l'oxygène est le taux auquel le corps est en mesure de prendre de l'oxygène de la circulation sanguine. Le processus commence dans les poumons où le sang est rempli avec d'oxygène tandis que le dioxyde de carbone est éliminé. Le sang est ensuite pompé vers le reste du corps où il entre dans les tissus. C'est ici que l'utilisation de l'oxygène est traitée. À travers les divers processus d'échange capillaire, l'oxygène est retiré de la circulation sanguine et introduit dans la cavité interstitielle où les cellules peuvent en accéder pour l'utilisation dans la production d'énergie. La quantité d'oxygène retirée de la circulation sanguine vers le liquide interstitiel est tributaire de l'efficacité des processus impliqués dans le déplacement de l'oxygène à travers les parois capillaires. Étant donné que l'oxygène serait dissous et est facilement déplacé dans le sang, le processus qui sera utilisé est la diffusion. La diffusion s'appuie sur les différences dans la concentration des molécules dans une région par rapport à l'autre. Avec plus de molécules d'oxygène dans le sang que dans le liquide interstitiel, l'oxygène se déplace à travers les parois des capillaires vers la cavité interstitielle. Cependant, la diffusion et d'autres processus en jeu dans le mouvement des matériaux à travers les parois capillaires dépendent de la pression dans les capillaires. Pour commencer, la pression doit être la plus basse possible mais pas stagnante. L'oxygène va donc être utilisé que si sa concentration dans le sang est plus élevée que dans le liquide interstitiel. Si le sang reste trop longtemps, l'oxygène va commencer à revenir dans le sang, et les cellules n'en feront pas bon usage. Si d'autre part, le sang se déplace trop rapidement, les cellules seront encore privées d'oxygène car la diffusion ne se déroulera pas de façon efficace. Ce processus sera déterminé par l'efficacité de la vasomotricité des artérioles et des veinules et comment ils peuvent réguler la pression du sang dans les capillaires. Étant donné que le signal Bemer a été prouvé d'améliorer la vasomotricité, il est logique que son effet sur le taux d'utilisation de l'oxygène soit mesuré à partir du même processus. Lorsque la quantité du sang entrant dans un organe à travers les artères est vérifiée et comparé à la quantité d'oxygène dans le sang quittant l'organe par les veines, il est établi qu'il y a une disparité dans la concentration d'oxygène. Cette disparité peut être utilisée pour évaluer le niveau de l'utilisation de l'oxygène. Plus la disparité, meilleure est l'utilisation de l'oxygène. Lorsque le niveau de l'utilisation de l'oxygène est pris alors la thérapie vasculaire physique est appliquée, il y a une augmentation du niveau de l'utilisation de l'oxygène par un ensemble de 29 points de pourcentage. Cette valeur confirme l'efficacité du signal Bemer dans l'amélioration du système de la microcirculation.

L'avenir des soins de santé

Le système circulatoire est l'un des systèmes les plus importants dans le corps. Il y a des parties très délicates dans ce système et la plupart d'entre elles peuvent être remplacées par de simples transplantations d'organes. On ne peut qu'imaginer le coût d'une transplantation cardiaque, étant donné du fait qu'il est hors de portée de la plupart des gens aujourd'hui. Le système circulatoire pose également un problème lorsqu'il est considéré comme juste comment il est délicat de faire une greffe du cœur. Le cœur, étant l'organe le plus important dans le système circulatoire, nécessite d'être à la fois dans un état sain et compatible avec l'organisme du receveur. Ces complexités ont conduit à la nécessité de tout simplement prendre soin du cœur plutôt que de chercher un traitement après que le problème a escaladé. La prévention, comme elle est dite, bat toujours le remède. Le Bemer Group a traité des problèmes du système circulatoire pendant longtemps, et leur niveau d'expertise est confirmé par leurs équipements et méthodes. Leur concentration au niveau de la microcirculation a été révolutionnaire a été comme le prouve le matériel qu'ils ont sur le marché.

La microcirculation affecte la pression artérielle en des façons qui ont été confirmées par des essais effectués par le Bemer Group. Parmi les problèmes qui sont le résultat de problèmes du système de la microcirculation est l'hypertension. L'hypertension est le cas lorsque le corps a une pression artérielle plus que les paramètres normaux. Avec plus de gens signalant des cas d'hypertension, il est normal que des entreprises telles que Bemer auront leurs yeux résolument sur ce problème. Avec trop de pression dans le sang, le corps aura de la difficulté à contrôler les principaux processus dans le corps. Les anciennes méthodes de traitement de l'hypertension étaient axées sur les organes internes tels que le cœur et les gros vaisseaux qui transportent le sang vers et depuis les organes. Cependant, le future se concentre sur les plus petites sections du corps tels que les tissus et la façon dont ils influent l'écoulement du sang dans le corps. L'accent a été mis sur le système de la microcirculation qui est la plus petite de toutes les parties du système circulatoire. Le groupe Bemer a prouvé que la microcirculation est la solution aux problèmes rencontrés par tous les autres organes du corps en termes du système circulatoire.

L'hypertension et la microcirculation

Les effets de l'hypertension sur la microcirculation sont incontestables. Ce processus aura une incidence sur la microcirculation dans de diverses manières, qui seront traitées dans les sections suivantes. Les trois méthodes qui seront expliquées ici se déroulent ensemble ou isolément.

- La première manière dont l'hypertension touche le système de la microcirculation est en rendant les processus de la vasomotricité anormaux tels que les taux de la vasodilatation et de la vasoconstriction deviennent difficiles à se dérouler. Lorsque la pression est trop en dehors des capillaires, les artérioles sanguines sont exigées de se détendre ou d'entamer une action vasodilatatrice afin que la pression soie maintenue constante à l'intérieur des artérioles. Cependant, l'hypertension rendra les artérioles incapables de se détendre et ainsi augmenter la pression sanguine dans les capillaires. Aussi, lorsque la pression à l'extérieur des capillaires est trop faible pour qu'elle corresponde à celle des capillaires, les artérioles sont exigées d'entamer une action vasoconstrictrice afin qu'ils maintiennent la pression au même niveau dans les paramètres fixés.

- La deuxième manière l'hypertension dont affecte le système de la microcirculation est en modifiant la structure des vaisseaux impliqués dans le même système. Les vaisseaux sont très minces par rapport à ceux trouvés dans le reste du corps. Pour cette raison, ils sont très sensibles aux changements dans leur structure. Toute augmentation ou diminution de l'épaisseur ou la rigidité des parois des vaisseaux, le rendra difficile pour le système de la microcirculation de fonctionner efficacement. L'hypertension augmente la ration des parois des vaisseaux au lumen. Avec l'augmentation du ratio, le sang qui les traverse va augmenter la pression dans une mesure où l'échange de substances à travers les parois capillaires sera rendu pratiquement impossible.

- La dernière façon dont l'hypertension touche le système de la microcirculation est en provoquant des changements dans la densité des vaisseaux du corps. Le réseau microvasculaire est la configuration des capillaires, artérioles et veinules dans le corps pour chaque organe. L'hypertension cause soit une réduction (raréfaction) ou l'augmentation de la densité de ces vaisseaux. Si la densité du vaisseau augmente, la quantité de pression artérielle peut également diminuer. Cela est dû au fait que le nombre élevé de branches permet de réduire la pression qui s'écoule à travers eux. Si d'autre part, la densité diminue, le niveau de la pression artérielle est fortement augmenté. Les deux cas le rendront difficile pour le système de la microcirculation de fonctionner comme requis.

Ces méthodes dont l'hypertension touche le système de la microcirculation ont été la méthode suivie par les méthodes utilisées par les thérapeutes antihypertenseur dans leurs essais en rendant possible la suppression de l'hypertension. La première méthode employée par ces thérapeutes a été axée sur la modification de la tonalité de la vasomotricité et ensuite l'augmentation du taux de la vasodilatation dans les vaisseaux du corps. Puis les thérapeutes ont tourné leur attention sur la réduction de la résistance des vaisseaux; un événement qui est le résultat de l'hypertension. Des études récentes et des méthodes ont été formés sur la correction des changements qui ont été apportés par les différences dans la densité des vaisseaux qui prennent part dans le système de la microcirculation. Le problème avec ces méthodes est que la plupart des agents utilisés dans le traitement de cette condition ont été prouvé d'avoir des effets secondaires tels que des actions chroniques. Le résultat est qu'ils sont devenus compliqués et cela ne permet de les recommander.

La pression dans la circulation sanguine

Le corps fonctionne en augmentant ou en diminuant le montant de la pression sanguine dans le corps pour s'assurer qu'il reste dans les paramètres indiqués. Le meilleur scénario est qu'il devrait réduire en entrant dans les plus petits vaisseaux du corps telles que les artérioles et les capillaires et augmente en laissant les tissus par exemple à travers les veinules. Cela signifie que la pression du sang entrant et sortant un organe devrait être gardée la même en tout temps. Cependant, ce n'est pas toujours le cas surtout qu'il y a des cas où le corps a des conditions comme l'hypertension et d'autres problèmes de la circulation sanguine.

L'hypertension et la pression hydrostatique

Dans l'hypertension, le corps subit des diverses modifications qui sont à l'écart par rapport à la norme. Dans des circonstances normales, la pression du sang quittant le cœur reste la même dans toutes les parties du corps. Quand le corps est aux prises avec l'hypertension, la pression artérielle est de plus en plus élevée car il y a un niveau plus élevé de la résistance vasculaire périphérique en réponse à l'écoulement de sang. Cela conduit à une augmentation significative de la pression totale du sang dans tout le corps. Une partie du corps qui aura la plus forte augmentation de la pression du sang compte tenu de cette condition est le système vasculaire précapillaire. Lorsque le niveau de la résistance au sang a été considérablement augmenté, la quantité de pression dans la quantité de sang qui atteint les artères et artérioles est affectée de façon négative. Très peu de pression est mise à la disposition des petits vaisseaux, immensément entravant le processus de la microcirculation.

Comment l'Hypertension est provoquée et les anomalies de la microcirculation

La seule manière de maintenir la pression dans les capillaires à un niveau constant, c'est d'assurer que les artérioles et les veinules se dilatent et se contractent en réponse à la pression du sang à l'extérieur des tissus. Le problème vient à la suite d'avoir le diamètre des petits vaisseaux diminué par une large mesure. En raison de l'hypertension, la lumière des artérioles et veinules est considérablement réduite. Selon la physique, une diminution de la taille de la lumière mènera à une augmentation de la pression de la circulation du sang à l'intérieur. Une augmentation du ratio entre le vaisseau et la lumière est la raison pour laquelle la pression artérielle augmente. Ce cas est surtout constaté que lorsque le corps est dans un état qui n'est pas permis d'être présent. La pression artérielle va donc influer sur la façon dont le système de la microcirculation fonctionne. Un cas qui a été associé à beaucoup de danger est que l'hypertension est à l'origine d'un problème dans le nombre de microvaisseaux dans le corps. Lorsque l'hypertension artérielle réduit le nombre de microvaisseaux dans un organe et tissu, le tissu en particulier aura une basse alimentation et ventilation. Ce problème se déroule par étapes dont la première les fait entamer une action vasoconstrictrice. Cela se produit en raison de l'augmentation de la quantité de stimuli présents et les exigeant d'entamer une action vasoconstrictrice. En outre, étant donné que l'hypertension rend les microvaisseaux très sensibles aux stimuli de la vasoconstriction, il sera rapide pour eux de réduire la taille de leur lumière et ainsi augmenter la pression. Lorsque l'état s'aggrave, le processus de la perfusion sanguine peut être rendue impossible. Après cette étape, les vaisseaux continuent à se contracter jusqu'à ce qu'ils ne seront plus à mesure de permettre la circulation du sang. Avec le temps, ils disparaîtront en totalité. Cela signifie que la personne ne sera pas en mesure d'avoir la circulation dans la partie du tissu qui n'a pas plus de vaisseaux. Une façon de prouver ceci, a été le cas où les doigts des patients avec l'hypertension auront moins de capillaires par rapport au reste du corps. Avec le temps, les doigts auront besoin d'autres méthodes pour traiter de sorte qu'ils puissent restaurer la circulation du sang sur la bonne voie et que les doigts retrouvent leur fonctionnement normal. La bonne nouvelle à ce sujet est que les doigts peuvent avoir une meilleure circulation à nouveau en utilisant le signal Bemer qui a été en usage depuis un certain temps maintenant. Il excitera les capillaires une fois de plus afin qu'ils puissent maintenir le fonctionnement normal.

Une chose qui a besoin d'être observée en tout temps est le fait que le processus de faire un diagnostic d'hypertension est que certaines personnes éprouveront les mêmes problèmes dans les doigts qui peut être rencontré lorsque l'on a la sclérodermie, syndrome X, et la cardiomyopathie hypertrophique. On doit combiner ce cas avec celui des autres symptômes de l'hypertension pour confirmer que la personne avait en effet l'hypertension. Ce test ne peut donc pas être utilisé de manière isolée pour confirmer un cas d'hypertension.

Une autre question qui est provoquée par la réduction de la densité et le nombre des petits vaisseaux sanguins, c'est que la surface pour l'échange de matériel entre le sang et le liquide interstitiel est considérablement réduite. Lorsque le nombre des vaisseaux sanguins réduit et la surface de l'échange capillaire est réduite, la distance entre les cellules et les capillaires est également augmentée de façon significative. Le résultat est que les cellules auront de la difficulté d'accéder à la nutrition et d'avoir les déchets autour d'eux éliminés. En général, le résultat sera qu'il y aura de mauvaises performances de la microcirculation.

Le système de la microcirculation et comment elle augmente l'Hypertension

Tandis que l'hypertension rend le système de la microcirculation inefficace du système, il existe des moyens dont le même système contribue à la prévalence de cette maladie. Des études ont souligné que la relation entre le système de la microcirculation et l'hypertension peut mener à l'augmentation de cette dernière et la diminution de l'ancien. Quand les vaisseaux du système de la microcirculation note que la pression du sang dans le corps a augmenté pour une raison ou l'autre, ils réagissent en limitant la quantité de sang qui atteint les capillaires. Ils le font par une vasodilatation qui aura pour effet de diminuer la pression du sang qui coule à travers eux. Toutefois, étant donné que l'hypertension augmente la pression sanguine à des niveaux qui ne sont pas en sécurité, le système de la microcirculation ne servira qu'à augmenter le niveau de pression dans l'ensemble du corps. Comme l'hypertension augmente la pression de plus, le système de la microcirculation limite également le niveau de sang passant par eux. Le résultat est un cercle vicieux que les deux cas, continuent à s'aider pour augmenter la pression du sang dans le corps. Le résultat sera que le corps, plutôt que de se protéger contre les dommages causés par l'hypertension, aidera l'hypertension à croître de façon exceptionnelle. Le problème est que le corps agira naturellement pour maintenir la pression du sang dans les tissus à l'intérieur de l'ensemble des paramètres.

Une façon de prouver cette relation a été à partir d'une étude réalisée par un groupe de scientifiques sur la relation entre le poids d'un bébé à la naissance et le poids du placenta. Bien que les deux puissent sembler comme des pièces qui ont peu de relations entre eux, les résultats sont surprenants. Quand la relation était inverse de sorte que le bébé était né petit, mais le placenta était grand, l'individu va grandir avec une probabilité élevée d'avoir une mauvaise pression en tant qu'adultes. Cela signifie qu'un petit bébé avec un gros placenta aura probablement une haute pression sanguine. L'inverse, qui avait de gros bébés avec un placenta de petits poids, a découvert que les bébés étaient moins susceptibles d'avoir une pression artérielle élevée quand ils auront grandi. Les chercheurs ont donné une explication qui a été prouvé dans d'autres tests d'un genre similaire. Ils ont déclaré que, lorsque le placenta était grand par rapport au bébé, la quantité de sang qui s'écoulait vers leur tronc était limitée. Pour cette raison, le bébé aurait un système de microcirculation peu développé lorsqu'ils seront grands. Ce problème serait accompagné par la présence probable de l'hypertension si le bébé devient un adulte. Les mêmes chercheurs ont conclu que le faible développement du système de la microcirculation conduire aussi à l'évolution probable des anomalies dans le système sanguin du bébé quand ils deviennent des adultes. Il a été démontré que la présence d'un système de microcirculation peu développé conduira à la présence de pathogènes ou d'autres problèmes du système circulatoire. Avec l'équivalent de Bemer, on peut faire l'enfant subir certaines procédures qui les aideront à se débarrasser des problèmes en grandissant.

La microcirculation et la prévention des dommages aux organes-cibles

Avec la bonne administration et soins, certaines des méthodes employées par les thérapeutes antihypertenseurs ont démontré leur capacité à prévenir et même de réduire la prévalence de certains problèmes de l'appareil circulatoire comme les accidents vasculaires cérébraux et les maladies coronariennes. Le problème survient lorsqu'il est confirmé que la plupart des maladies de cette nature provoque des dommages aux organes cibles et ils comprennent la néphropathie, rétinopathie, infarctus lacunaire, angine microvasculaire et autres. Le problème est encore accru par le fait que ces problèmes ont une relation étroite avec le système de la microcirculation et l'hypertension. Avec des technologies du groupe Bemer, les patients ont reçu de l'aide à supprimer les problèmes de la prévention de l'hypertension et des problèmes similaires. Mieux encore, étant donné que ces maux ont été connus pour causer des dommages aux organes cibles, on peut sauver nos corps à l'aide des techniques et approches Bemer.

- La microalbuminurie

La microalbuminurie est également connue comme le cas d'une augmentation de l'excrétion d'albumine. Ce cas a été parmi les principaux facteurs de risque pour la plupart des maladies cardio-vasculaires chez les personnes qui sont atteintes de diabète ou non. Certaines études ont confirmé que les personnes souffrant d'hypertension ont de plus grandes chances d'avoir des cas de protéinurie par rapport à leurs homologues sans hypertension. Si l'on a l'hypertension, ils ont jusqu'à trois fois plus susceptibles d'avoir de la protéinurie que les personnes qui n'ont pas le même problème. Bien que le cas d'avoir la microalbuminurie soit réversible il faut beaucoup plus de soins pendant le traitement par rapport à d'autres cas de l'appareil circulatoire. La meilleure façon pour faire face à de tels cas serait de faire en sorte que la personne ne manque les procédures médicales qui leur sont attribués comme indiqué dans le cas des méthodes de thérapie vasculaire physique et des entreprises comme Bemer et les autres. Bemer se démarque de la foule pour cette efficacité puisqu'il a les meilleures machines et les méthodes pour exécuter de telles procédures.

- La microcirculation dans le myocarde

Le cœur est le plus résiliant de tous les organes du corps. Lorsqu'une personne meurt, il est parmi les derniers organes à mourir aussi. Aussi il commence à travailler très tôt dans la vie de la personne et ne s'arrêtera pas jusqu'à ce qu'ils soient morts. Cette structure va imprimer à un organe très efficace qui ne mourra pas facilement. Cependant, il peut également être une victime des dommages aux organes cibles s'il subit des changements dans les structures des petits vaisseaux qui approvisionnent ses muscles avec de la nourriture et d'oxygène et emportent les déchets et le dioxyde de carbone. Ce problème peut être développé à l'âge adulte en raison des maladies comme l'hypertension ou tôt dans la vie. Dans ce dernier scénario, le fœtus aura un mauvais développement de l'ensemble des microvaisseaux myocardiques. Comme le fœtus grandit et devient adulte, il aura une chance beaucoup plus élevée de souffrir des dommages aux organes cibles.

- La microcirculation cérébrale

Une personne souffrant de l'hypertension est très susceptible de souffrir d'un AVC (accident vasculaire cérébrale) étant donné la nature de leur maladie. L'infarctus lacunaire, qui est la présence de petits mais infarctus profonds qui se produisent après la rupture des veines dans le corps, a été cité comme l'une des principales raisons pour lesquelles les gens souffrent d'accidents vasculaires cérébraux et d'autres cas similaires de l'appareil circulatoire. L'hypertension provoque de nombreux changements dans la structure des artérioles cérébrales qui peuvent être observées dans l'augmentation du ratio de moyen au ratio de lumen. En outre, la matière morte des vaisseaux seront secourues donc augmentant la pression du sang qui coule à travers eux. Cette augmentation de pression va augmenter la probabilité de leur rupture sous le lourd bilan et conduire à un accident vasculaire cérébral. On ne peut qu'être heureux que la présence de l'état d'hypertension n'entraîne pas la raréfaction des artérioles cérébrales et les capillaires du cerveau. Si tel était le cas, les taux d'accidents vasculaires cérébraux seraient renforcés par une large mesure et les gens avec l'hypertension disposeraient d'une plus grande probabilité de souffrir d'un AVC. Encore mieux, c'est le fait que certaines des méthodes utilisées dans le traitement antihypertenseur ont été prouvés pour inverser les effets des changements indésirables apportés à la structure des microvaisseaux dans le système circulatoire cérébrale. Cela réduit considérablement les chances d'avoir un accident vasculaire cérébral même pour les patients souffrant d'hypertension. Étant donné que le signal Bemer fonctionne mieux que la plupart de ces problèmes, il sera la meilleure approche à utiliser pour ce cas.

Le traitement de l'hypertension dans le système Microcirculatoire

Quand on cible les parties du système microcirculatoire lors du traitement de l'hypertension tout en visant à prévenir des dommages aux organes cibles, l'accent devrait être mis sur la réduction du ratio entre les parois et la lumière des vaisseaux. Ils devraient également se concentrer sur la recherche des moyens d'inverser le processus de raréfaction microvasculaire. Il y a plusieurs façons de le faire, et tous sont considérés comme des agents antihypertenseurs. Ils incluent :

Béta-bloquants (β-bloquants)

Ces agents n'ont pas démontré avoir des effets significatifs dans la restauration des changements structurels qui se seraient produits dans les petits vaisseaux dans le corps d'un individu. Certains des plus utilisés des béta-bloquants sur le marché sont le propranolol et l'aténolol qui ont tous deux de piètre historique dans le traitement des effets de l'hypertension sur le système microcirculatoire d'une personne.

Diurétiques

Les diurétiques incluent l'utilisation des composés et des méthodes telles que la thérapie hydrochlorothiazide qui se sont avérées être très peu efficaces dans leur procès pour restaurer la structure des vaisseaux qui prennent part dans la microcirculation.

Alpha-Bloquants (α-bloquants)

Les alpha-bloquants ont démontré des résultats très prometteurs lorsqu'il s'agit de tests effectués dans des situations expérimentales. Les agents bloquants α-adrénergiques tels que la prazosine ont prouvé à augmenter la densité des capillaires dans les tissus du corps.

Inhibiteur de L'ECA

Les inhibiteurs de l'ECA ont eu des résultats mitigés bien que la tendance générale a été positive jusqu'à présent. Leur rôle principal a été la réduction du ratio moyen à la lumière des vaisseaux impliqués dans la microcirculation permettant ainsi d'augmenter le niveau de la microcirculation. Leur principal problème est que le même de l'ECA ont tendance à modifier la structure des artérioles et veinules de l'organisme. Ils le font en réduisant leurs densités. Comme expliqué précédemment, des densités moins conduire à une mauvaise réponse aux stimuli nécessaires pour lancer l'une ou l'autre ou la vasodilatation de la vasoconstriction. L'un donc pas sur la banque de l'ECA comme ils ont besoin d'autres études pour établir leur valeur et le niveau de l'efficacité. Sinon, ils resteront en format d'essai.

Les antagonistes calciques

Ces types d'agents ont fait leurs preuves dans la restauration de la structure des vaisseaux qui sont impliqués dans le processus de la microcirculation. Parmi les versions disponibles dans ce groupe sont la nimodipine, le vérapamil, la nifédipine et qui ont donné beaucoup d'espoir pour ceux qui veulent les utiliser.

Thérapie combinée

Lorsque chacune des méthodes ci-dessus a donné des résultats différents, l'objectif a été de combiner d'autres méthodes et à s'appuyer sur leur capacité à fournir des résultats efficaces pour l'ensemble du processus. Jusqu'à présent, les méthodes ont été très efficaces au point où elles sont considérées comme la meilleure solution pour ce cas. On peut combiner les béta-bloquants avec les inhibiteurs de l'ECA pour obtenir des résultats qui sont mieux par rapport aux résultats lorsque qu'une seule méthode est appliquée sur ses propres. Lorsqu'un inhibiteur de l'ECA tels que le périndopril est combiné avec de l'indapamide diurétique, les résultats ont été l'augmentation de la densité et du diamètre des capillaires du corps. Les deux résultats sont souhaitables et ont été utilisés pendant depuis un temps maintenant.

Le Groupe Bemer

Le groupe Bemer offre certains des meilleurs équipements de traitement pour l'atténuation des problèmes qui affligent le système de la microcirculation. Le groupe opère depuis longtemps maintenant. La qualité de son travail a été vue par sa possession de certains documents très prestigieux comme une certification ISO 13485 avec un Reddot Design Award pour l'année 2013. Il a également fait une réputation pour elle-même en raison d'être l'un des principaux fournisseurs de thérapie vasculaire physique et d'autres méthodes semblables qui sont toutes orientées vers le soutien du corps dans ses efforts pour se guérir lui-même en ce qui concerne la restauration de sa structure naturelle des divers vaisseaux qui effectuent des activités de la microcirculation.

Ce groupe va mettre un dans la possession du personnel médical qui est hautement qualifié pour traiter avec les questions de santé qu'ils ont. Les méthodes utilisées par le groupe Bemer sont sous la protection des brevets en car elles sont les résultats d'un niveau élevé de recherche qui s'est passé pendant un très longtemps. L'entreprise inclut les dernières découvertes en ce qui concerne le domaine de la microcirculation avec les méthodes et le matériel utilisé. Ces méthodes assurent que l'ensemble de ses patients et clients obtient les meilleurs soins de santé de cette entreprise.

Les produits du Groupe Bemer

Cette grande entreprise dispose juste de deux principaux types de produits à savoir le Classic Set et le BEMER Pro Set. En outre, l'entreprise a de nombreux modules d'application comme la chaise de confort (B.COMFORT), le traitement à petite échelle (B.PAD), Traitement léger (B.LIGHT), le Traitement sélectif (B.SPOT), le Traitement corporel complet (B.BODY Pro), Coussin de siège (B.SIT) et son Traitement complet du corps (B.BODY Classic).

Tous les modules d'application sont mis ensemble avec d'autres accessoires pour faire que chacune des machines énumérées ci-dessus sont en de très bonnes conditions de travail et donnent le meilleur des résultats pour les tests et traitements effectués. La série d'accessoires comprend la Poignée (B.GRIP), Montage mural, Sangle de fixation, Testeur de signal (B.SCAN), protection des pieds, unité d'alimentation, lunettes de protection, le câble d'alimentation pour voiture, batterie rechargeable qui alimente chacune des machines seulement dans le cas où l'alimentation n'est pas disponible si nécessaire.

Le BEMER Pro Set

Cette machine est la meilleure d'un remède tout-en-un pour la procédure de la thérapie vasculaire physique puisqu'il a chacun des outils que l'on peut avoir besoin lors de l'exécution des procédures de la Thérapie

Vasculaire Physique. En regardant cette machine, on pourrait conclure que le Bemer Group et son Reddot Design Award sortent clairement dans la conception et l'ergonomie de cette machine. Elle est livrée avec un écran tactile qui a des éléments faciles à utiliser qui sont clairement dans un arrangement permettant de visualiser facilement les différentes options dont ils auront besoin dans le choix de leurs traitements. D'un simple toucher du doigt, le patient peut facilement démarrer son propre traitement avec garantie de meilleurs résultats dans l'utilisation de la machine. La machine ne manque aucuns signaux et commandes sur son écran tactile. Chacune des commandes sur l'écran tactile guide facilement l'utilisateur dans les différentes étapes de traitement qui peuvent être facilement effectuées. La meilleure partie est que cette console peut être facilement utilisée dans le contrôle des deux machines à la fois lorsque l'utilisateur active le mode 2-en-1, ce qui s'est avéré très utile. Il n'est pas nécessaire d'obtenir une console pour chaque machine avec cette commande. La machine dispose également de nombreux modules d'application et d'accessoires qui l'en font la meilleure de son utilisation, pour la thérapie vasculaire physique. Ce BEMER Pro Set se met au travail grâce à l'utilisation des modules d'application qui sont essentiels dans la conduite du signal BEMER qui est généré dans son unité de contrôle. Cette unité de commande permet de traiter les parties exactes du corps qui ont besoin de ce traitement.

Autres que les procédures de traitement normales et standardisées qui peuvent être appliquées en fonction de ses propres besoins, le BEMER Pro Set a également trois programmes prédéfinis qui fonctionnent par la facilitation de traiter intensivement les zones touchées. On peut sélectionner les domaines pour le traitement à partir de l'unité de contrôle B.BOX qui a dix niveaux d'intensité à partir d'où l'utilisateur peut faire un choix. Ce BEMER Pro Set vient avec d'autres capacités et fonctions.

Le BEMER Classic Set

Ce Classic Set de Bemer est destiné aux utilisateurs qui ne font que commencer avec l'idée d'une thérapie vasculaire physique dans leurs programmes. L'ensemble est livré avec beaucoup d'avantages, telle qu'une interface utilisateur facile à utiliser sur son écran graphique, la capacité d'utiliser trois étapes dans le programme pour une souplesse dans l'utilisation, dix niveaux variables de l'intensité du traitement, et un programme de régénération et de sommeil qui permet la récupération du corps de chaque séance de traitement. On peut obtenir l'ensemble directement à partir de la plate-forme en ligne de l'entreprise.

Conclusion

Le système de la microcirculation a un rôle absolument essentiel dans le fonctionnement normal du corps humain. Par ce processus, les tissus du corps obtiennent de l'oxygène et des nutriments qui sont livrés aux tissus pour qu'ils fonctionnent correctement. De plus, ce système permet assure que tous les déchets des activités cellulaires sont enlevés pour éliminer tout risque d'agents pathogènes ou la mort des tissus et organes. Ce système de la microcirculation est celui qui maintient la pression du sang dans les organes et tissus à un niveau constant à l'aide des processus de la vasomotricité tels que la vasoconstriction et vasodilatation des parois des vaisseaux.